AF346425

A M. CAVENTOU,

PRÉSIDENT DE L'ACADÉMIE ROYALE DE MÉDECINE.

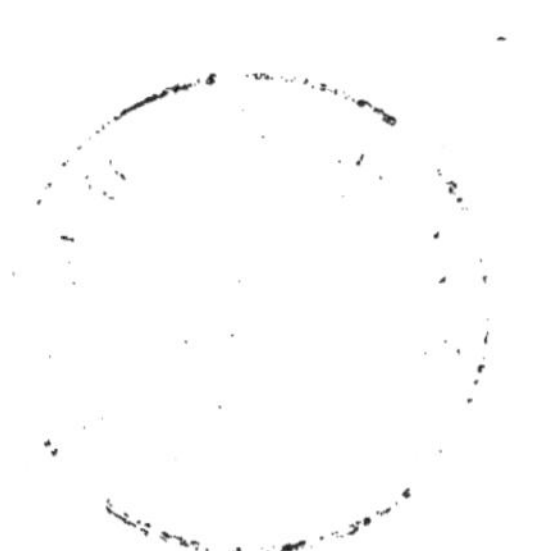

Paris, le 4 juillet 1843.

MONSIEUR LE PRÉSIDENT,

Plusieurs savants sont venus, dans le courant de l'année dernière, solliciter de l'Académie l'examen de divers modes d'embaumement dont ils étaient les inventeurs ou simplement les prôneurs.

Le nombre des concurrents, le zèle que chacun mettait à demander la préférence pour son système, la nature variée des agents de conservation, me firent penser qu'il allait s'engager devant l'Académie une lutte digne des juges appelés à décider; dès lors, il me parut convenable de ne point rester en arrière, et j'ai sollicité de l'Académie la faveur qu'elle avait accordée à plusieurs de mes collègues.

Pour que l'examen fût plus prompt, plus complet, plus décisif, je demandais que les diverses commissions nommées successivement, sur la demande de chacun des embaumeurs précédents, fussent fondues en une seule commission chargée de suivre toutes les expériences et de faire connaître les résultats. Une seule commission fut en effet chargée du travail, et elle s'empressa de convoquer toutes les personnes qui avaient fait des présentations; tout le monde ne répondit point à l'appel, et, de compte fait, M. Dupré, M. Boissière, dit Sucquet, et moi, nous trouvâmes seuls présents.

Le premier résultat de la convocation adressée par la commission enlevait à la démarche que j'avais faite auprès de l'Académie la plus grande partie de l'intérêt qui m'avait attiré : point de représentant de l'embaumement par mutilation, point de représentant de la méthode dite *Egyptienne*, à laquelle M. le professeur Blandin, un de nos juges, avait accordé la préférence dans sa pratique; enfin, point de représentant de l'embaumement par l'acide arsénieux. Ce fut là pour moi, monsieur le Président, un cruel mécompte; je regrettai surtout d'être privé de la connaissance des

3

merveilles attribuées à la méthode dite *Égyptienne*.

Je sentis dès ce moment le désir de laisser là mes démarches auprès de l'Académie, car je ne voyais que bien peu d'avantages pour la science, et moins d'intérêt pour moi à soumettre à un examen comparatif les procédés de M. Boissière et les miens. — M. Dupré, homme de science, s'était retiré. — M. Boissière, dit Sucquet, en effet, sauf le liquide d'injection et les préparations extérieures, exploite mon idée, l'injection artérielle. Je savais d'ailleurs à peu près ce que je devais penser de l'ensemble du procédé pour lequel M. le docteur Boissière, dit Sucquet, a pris un brevet d'invention le 15 décembre 1843.

Malgré tant de raisons de retourner à mes études, je persévérai : dès notre première séance, je demandai que la question fût nettement posée : puisqu'il s'agissait d'embaumement, il me paraissait juste que la conservation anatomique fût immédiatement écartée. — L'Académie avait déjà jugé mes résultats incontestables, il n'y avait donc pas lieu de mettre en délibération une question déjà décidée.

Dans la même séance, j'avais sollicité de la commission l'exhumation d'un certain nombre de corps embaumés antérieurement, afin d'abréger le travail et de fixer provisoirement les opinions sur la valeur relative de chaque procédé ; la commission a refusé ce moyen de s'éclairer immédiatement ; elle avait ce droit...

Dans une seconde réunion, il fut question de savoir si le liquide employé pour mes embaumements ne contenait pas d'arsenic. En cela, la commission a agi avec sagesse, puisqu'elle faisait pressentir tout l'inconvénient qu'il y a d'employer des substances vénéneuses pour ce genre d'opération (1) ; mais l'Académie comprendra, dans cette position, qu'on doit également proscrire tous les embaumements qui se pratiquent avec l'acide arsénieux, le perchlorure de mercure et le chlorure de zinc, poisons très-énergiques.

Enfin, dans une troisième réunion, le mode de procéder fut arrêté par la commission, et il fut décidé que des cadavres simplement injectés seraient déposés dans des cercueils de sapin, recouverts d'un simple linceuil, et ainsi placés dans la terre ; ce qui fut fait malgré mes vives réclamations, malgré mes justes observations. J'avais

(1) Le 5 mars 1845, j'ai pris un brevet d'invention de quinze ans pour un liquide nouveau qui ne contient ni *arsenic*, ni *mercure*, ni *zinc*, ni *cuivre*, c'est-à-dire aucun poison, et tout le liquide que j'expédie à mes cessionnaires de province et de l'étranger est renfermé dans des vases scellés par moi ; personne ne pourra plus être trompé.

demandé que chaque embaumeur fût tenu de pratiquer, sous les yeux de la commission, un embaumement ou conservation INDÉFINIE, en tout point semblable à ce qu'il fait dans la pratique civile.

Vous voyez, monsieur le Président, que plus j'avance dans l'exposé des faits et plus je m'éloigne de l'objet que je poursuivais au début. Que demandai-je? — Un concours général des embaumeurs. Eh bien, le concours n'est pas général, et même, à bien prendre, il n'y a pas concours : je venais pour pratiquer sous les yeux de la Commission un embaumement complet, tel que je les fais en ville; la Commission m'a imposé une conservation temporaire, et de plus, elle a exigé le dépôt dans la terre des corps ainsi préparés. — J'ai accepté cette première épreuve, quoique n'étant tout au plus que le préliminaire de la question des embaumements. D'ailleurs la Commission m'avait positivement déclaré que chacun ferait un embaumement complet, et dans cet espoir j'ai attendu jusqu'à ce jour. Mais un fait qui s'est passé il y a quelques jours me détermine à venir vous prier de vouloir bien faire savoir à la Commission que je ne continuerai les expériences commencées, que dans le cas où l'on rechercherait la valeur de tous les procédés d'embaumement, et des procédés seulement.

Voici le fait qui me détermine à me retirer :
Je pensais, sans en avoir la preuve définitive, que
le procédé de M. Boissière, dit Sucquet, était sans
efficacité, et que dès lors il promettait une conservation qu'il ne pouvait assurer. Une exhumation récente vient de confirmer mon opinion. —
Un cadavre, embaumé par ce médecin le 1ᵉʳ juillet 1844, a été trouvé, le 1ᵉʳ juillet 1845, en
complète putréfaction, comme l'atteste la pièce
ci-jointe.

Aucune expérience faite devant les corps savants ne peut avoir plus de valeur que ce fait pro-
duit dans les circonstances ordinaires. Quant à mes
procédés de conservation, il est inutile de dire
que bien des fois déjà ils ont été soumis à la
même épreuve, et cela avec un entier succès :
les exhumations ont seules établi la supériorité
de mon procédé. Trop souvent déjà cette vérifi-
cation s'est faite dans les cimetières de Paris pour
qu'il soit nécessaire d'en produire ici les attesta-
tions; j'ai en ma possession, et à la disposition
de l'Académie, des procès-verbaux authentiques
de corps embaumés par moi, et qui sont par-
venus en parfait état de conservation en An-
gleterre, en Russie, à New-York, à la Nou-
velle-Orléans, à Mexico, à la Havanne, à l'île
Maurice, etc. etc.

Je regrette bien vivement, monsieur le Président, d'abuser des moments de l'Académie en l'entretenant de faits industriels; mais si mes observations n'ont point de portée scientifique, elles auront au moins l'avantage de prémunir les familles contre des spéculateurs qui emploient des moyens de nature à compromettre la dignité de leur profession.

Quand la question sera posée d'une manière complète et décisive, je serai toujours aux ordres de l'Académie, heureux de retrouver mes anciens juges.

Daignez agréer l'assurance de la haute

considération

avec laquelle j'ai l'honneur d'être,

MONSIEUR LE PRÉSIDENT,

Votre très-humble serviteur,

GANNAL,
rue de Seine, 6.

PIÈCES JUSTIFICATIVES.

Putréfaction d'un cadavre embaumé par le procédé Sucquet.

Ayant assisté, ce matin, au cimetière du Père La Chaise, à l'exhumation du corps de madame Guillard, décédée le 1er juillet 1844, lequel corps avait été embaumé par le procédé et les soins de M. le docteur Boissière, dit Sucquet, et de M. Roques, pharmacien, son associé, nous croyons devoir, dans l'intérêt de la science, enregistrer ici nos observations sur ce qu'il nous a été possible de remarquer, ayant à nos côtés M. Guillard, époux de la défunte, M. Cottbrune, conservateur du cimetière, et M. Gille, commissaire de police du quartier du Mont-de-Piété, de service au cimetière.

Le cercueil, retiré d'un caveau provisoire où il avait été déposé, a été transporté dans une salle servant aux autopsies. Sa boîte externe, en bois de chêne et en bon état, une fois dévissée et son couvercle enlevé, a mis à nu un second cercueil de plomb soudé dans toutes ses parties. Une partie du couvercle de ce dernier ayant été dessoudé, on a pu soulever la lame de plomb, et, dans ce moment il s'est exhalé des gaz d'une fétidité repoussante. La tête, mise ainsi à découvert et débarrassée de son linceul tout trempé d'un liquide bourbeux, a présenté tous les phénomènes d'une décomposition telle que M. Guillard, trompé dans ses espérances, n'a pu retenir ses larmes devant ce douloureux spectacle, et s'est opposé à ce que sa famille pût en être le témoin , ordonnant la fermeture immédiate du cercueil.

Il résulte de ces faits et de ces observations, qu'il est présumable que la liqueur injectée, se trouvant fortement acide ou alcaline , elle avait dù dissoudre la majeure partie de la substance organique, et donner naissance à une grande quantité de liquide dans lequel semblaient baigner les restes du cadavre.

Paris , 1er juillet 1845.

ROUX,

Docteur médecin, 66, rue de La Harpe.

Nous commissaire de police du quartier du Mont-de-Piété , soussigné ,

Certifions qu'aujourd'hui 1er juillet, nous avons assisté, comme commissaire de service, à l'exhumation du corps de feu la dame Guillard , et que la description de l'état dans lequel ledit corps a été trouvé , qui fait l'objet du rapport de M. le docteur Le Roux , est de toute exactitude.

En foi de quoi nous avons signé le présent.

Paris , le 1er juillet 1845.

Le commissaire de police ,

GILLE.

Conservation de corps embaumés par le procédé GANNAL.

Monsieur,

Je ne puis vous exprimer toute ma reconnaissance. Vous avez apporté à mon extrême douleur le plus grand

allégement. La pensée de la destruction était doulou-
reuse à mon cœur, vous l'avez fait disparaître. Après
mon malheur, j'ai vécu dans l'espoir triste, mais conso-
lant, de pouvoir conserver précieusement les restes de
celle dont l'attachement et par conséquent la mémoire
me sont plus chers que la vie. L'état de parfaite conservation dans lequel nous avons trouvé le corps de ma
pauvre femme, au moment de l'exhumation, pour le
mettre dans le monument que je lui ai fait préparer,
montre que je vous dois ce triste, mais précieux avantage. Nous en avons été d'autant plus frappés, que les
circonstances ne permettaient pas d'espérer ce résultat. En effet, ma pauvre femme a été inhumée le 12 oc-
tobre 1843. L'affreux malheur qui venait de me frapper
ne me permit pas alors de veiller à tout. Je fis part à
mes amis qui m'entouraient en ce moment du désir extrême que j'avais de conserver des restes si précieux.
Ils s'empressèrent d'aller vous trouver, et vous eûtes la
bonté d'acquiescer à mes désirs avec une extrême com-
plaisance. Le corps fut mis dans un cercueil de chêne
seulement, sans plomb, et par conséquent les essences
devaient se perdre peu à peu. Il fut ensuite déposé en
terre dans un tombeau ordinaire, où il est resté jusqu'au 26 juin 1844, par conséquent tout l'hiver. Ce tombeau, n'étant que provisoire, a été négligé. On ne s'oc-
cupait que de préparer le monument dont l'exécution
définitive n'a eu lieu qu'aux beaux jours. Tout portait
donc à croire que nous allions trouver le corps dans un
état de complète décomposition. Mais, grâce à votre in-
faillible méthode d'embaumement, nous avons trouvé
ma pauvre femme ayant toujours cette beauté et cette

fraîcheur qu'elle avait conservées même dans sa dernière et longue maladie. Elle est décédée à vingt et un ans! La substitution d'un cercueil en plomb et les essences que vous avez bien voulu ajouter me donnent la conviction que le corps, maintenant transporté dans le caveau du monument, se conservera pour toujours.

J'ai cru devoir faire le récit succinct des circonstances défavorables où vous étiez placé; et, comme il n'y a rien à répliquer contre des faits accomplis, le résultat que vous avez obtenu prouve l'infaillibilité de votre méthode d'embaumement. Dans l'intérêt de la société, je verrai avec plaisir que vous fassiez de ma lettre tel usage qu'il vous plaira.

Je vous prie de vouloir bien agréer les hommages et l'expression des plus vifs sentiments de reconnaissance de celui qui a l'honneur d'être votre très-humble et tout dévoué serviteur,

DÉNECÉ,

Ancien précepteur, professeur, rue de Fleurus, 15.

Paris, le 1er juillet 1844.

Le conservateur du cimetière du Sud, soussigné, atteste, en ce qui le concerne, les faits énoncés d'autre part.

Paris, le 13 juillet 1844.

A. DE LHOPITAL.

Vu au bureau de police du quartier du Luxembourg, pour attestation des signatures de MM. Dénecé et De Lhopital ci-dessus apposées.

Paris, le 17 juillet 1844.

Le commissaire de police,

PRUNIER-QUATREMÈRE.

Je soussigné, docteur en médecine de la Faculté de Paris, certifie que, le 7 mai 1842, je chargeai M. Gannal de pratiquer l'embaumement de M. Elleviou, mort en quelques heures, à l'âge de soixante-treize ans, d'une attaque d'apoplexie foudroyante. L'opération fut faite sous mes yeux. On plaça ensuite le corps dans un double cercueil, l'un en plomb, fermé avec des vis, l'autre en chêne, et le tout fut déposé dans un caveau du cimetière du Père La Chaise.

Le 26 juin 1844 eut lieu l'exhumation de M. Elleviou. Je fis ouvrir les deux cercueils en présence des docteurs Londe et De Puisaye, et de plusieurs autres personnes qui avaient assisté à l'embaumement. Nous trouvâmes le corps dans l'état de conservation le plus parfait. Il ne s'en exhalait aucune odeur putride ou nauséuse. Les chairs étaient fermes, élastiques, sans infiltration de gaz, ni tuméfaction d'aucune nature. Une incision pratiquée à la cuisse et au bras nous permit de constater que les tissus plus profonds avaient également été préservés de toute altération. Le visage restait parfaitement reconnaissable. En un mot, le corps nous aurait paru dans le même état qu'au moment où il avait été embaumé, si ce n'est que la peau avait pris une teinte assez fortement bronzée.

Paris, 8 juillet 1845.

Constantin JAMES.

Je soussigné, docteur en médecine de la Faculté de Paris, inspecteur des cimetières, déclare avoir assisté à l'exhumation du corps de Mlle Becheux, Pauline-Joséphine, décédée rue Saint-Lazare, n° 4, le 30 novembre 1842.

Ce corps avait été embaumé par M. Gannal, le 1er décembre suivant, et inhumé au cimetière du Nord, le 3 dudit mois.

Ce jour, 22 novembre 1843, le corps a été extrait de la terre, porté dans la salle d'autopsie du cimetière, où le cercueil a été ouvert en présence de M. Bruzelin, commissaire de police du quartier du Roule, de M. Duprat, son secrétaire, de M. l'inspecteur du cimetière, et des membres de la famille.

M. Gannal a retiré le corps pour le poser sur la table, ou, après avoir déployé les voiles dans lesquels la figure était renfermée, nous avons reconnu qu'elle était dans un état de parfaite conservation; le teint était bruni, mais les chairs étaient fermes.

M. Micheli, sculpteur, demeurant rue Voltaire, n° 14, a procédé au moulage comme pour les cas ordinaires; le plâtre consolidé, le moule a été enlevé sans laisser de traces, et les assistants ont pu constater que l'empreinte était des plus exactes, ce qui prouve en faveur de l'état de conservation.

Fait à Paris, le 22 novembre 1843.

Ont signé LAVILLETELLE, D. M. P.

BECHEUX père.

Femme BECHEUX, mère de l'enfant.

LAPLAY, conservateur du cimetière.

MICHELI, sculpteur.   DUPRAT, secrétaire.

www.ingramcontent.com/pod-product-compliance
Lightning Source LLC
LaVergne TN
LVHW050229180726

843501LV00013BA/3383